Manual de Dietas
Hospitalares
2ª edição

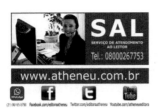

Manual de Dietas Hospitalares

2ª edição

Bruna Fraga dos Santos
Daieni Fernandes
Elaine de Fatima Adorne
Julia Romero de Lima
Liane da Silva Pereira
Lisiane Segabinazzi
Luciane Busato do Amaral

Maíra Pereira Perez
Marilia Unello Garcez
Regina Kuhmmer
Roberta Veiga Machado
Valesca Dall'Alba
Veridiana Maffassiolli

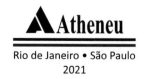

Rio de Janeiro • São Paulo
2021

EDITORA ATHENEU

São Paulo —	Rua Avanhandava, 126 – 8º andar Tel.: (11) 2858-8750 E-mail: atheneu@atheneu.com.br
Rio de Janeiro —	Rua Bambina, 74 Tel.: (21) 3094-1295 E-mail: atheneu@atheneu.com.br

CAPA: Equipe Atheneu
PRODUÇÃO EDITORIAL: Adielson Anselme

CIP-BRASIL. CATALOGAÇÃO NA PUBLICAÇÃO
SINDICATO NACIONAL DOS EDITORES DE LIVROS, RJ

M251
2. ed.

Manual de dietas hospitalares/Bruna Fraga dos Santos ... [et al.]. – 2. ed. –
Rio de Janeiro: Atheneu, 2021.

    Inclui bibliografia e índice
    ISBN 978-85-388-1078-0

    1. Hospitais – Serviço de alimentação – Manuais, guias, etc. I. Santos, Bruna Fraga dos. II. Título.

20-63355   CDD: 362.176
                                       CDU: 614.21:641

Leandra Felix da Cruz Candido – Bibliotecária – CRB-7/6135

05/03/2020   12/03/2020

SANTOS, B.F.; FERNANDES, D.; ADORNE, E.F. et al.
Manual de Dietas Hospitalares – 2ª edição

© *Direitos reservados à EDITORA ATHENEU – São Paulo, Rio de Janeiro, 2021.*

Autoras

Bruna Fraga dos Santos
Nutricionista Supervisora do Instituto de Cardiologia de Porto Alegre, Especialista em Cardiologia pelo Programa de Residência Multiprofissional Integrada em Saúde na Área de Nutrição em Cardiologia do Instituto de Cardiologia da Fundação Universitária de Cardiologia (IC-FUC). Especialista em Nutrição Enteral e Parenteral pela Sociedade Brasileira de Nutrição Parenteral e Enteral (SBNPE). Mestranda pelo Programa de Mestrado Profissional em Processos de Pesquisa e Inovação em Saúde do Instituto de Cardiologia da Fundação Universitária de Cardiologia (IC-FUC).

Daieni Fernandes
Nutricionista Coordenadora Assistencial do Complexo Hospitalar da Santa Casa, Mestre em Ciências da Gastroenterologia e Hepatologia pela Universidade Federal do Rio Grande do Sul (UFRGS). Especialista em Nutrição Enteral e Parenteral pela Sociedade Brasileira de Nutrição Parenteral e Enteral (SBNPE). Especialista em Gerontologia Clínica e Saúde do Idoso pelo Instituto de Administração Hospitalar e Ciências da Saúde (IAHCS).

Elaine de Fatima Adorne
Nutricionista. Mestre em Ciências da Saúde pela Pontifícia Universidade Católica do Rio Grande do Sul (PUCRS). MBA em Desenvolvimento Humano e Organizacional pelo Instituto Brasileiro de Gestão de Negócios (IBGEN). Especialista em Metodologia do Ensino Superior pela Pontifícia Universidade Católica do Rio Grande do Sul (PUCRS)

Julia Romero de Lima
Nutricionista do Hospital Ernesto Dornelles (HED). Membro da Equipe Multidisciplinar de Terapia Nutricional do Hospital Ernesto Dornelles (EMTN/HED). Especialista em Nutrição Clínica e Nutrição Esportiva pela Universidade Gama Filho – RJ.

Liane da Silva Pereira
Nutricionista Coordenadora de Hotelaria do Hospital Dom João Becker. Especialista em Nutrição Clínica pela Universidade do Vale do Rio dos Sinos (Unisinos) e pela Associação Brasileira de Nutrição (ASBRAN). Especialista em Nutrição Enteral e Parenteral pela Sociedade Brasileira de Nutrição Parenteral e Enteral (SBNPE).

Lisiane Segabinazzi
Nutricionista do Hospital Nossa Senhora da Conceição (HNSC). Membro da Equipe Multidisciplinar de Terapia Nutricional do Hospital Nossa Senhora da Conceição (EMTN/HNSC). Especialista em Nutrição Clínica pelo IMEC. Membro da Sociedade de Terapia Intensiva do Rio Grande do Sul (SOTIRGS).

Luciane Busato do Amaral
Nutricionista, Coordenadora do Serviço de Nutrição do Hospital Materno-Infantil Presidente Vargas (HMIPV). Especialista em Tecnologia de Alimentos pelo IMEC. MBA em Gestão Pública pelo Instituto Brasileiro de Gestão de Negócios (IBGEN). Especialista em Alimentação Coletiva pela Associação Brasileira de Nutrição (ASBRAN).

Maíra Pereira Perez
Nutricionista. Coordenadora Assistencial da Santa Casa de Misericórdia de Porto Alegre. Mestre em Ciências da Gastroenterologia e Hepatologia pela Universidade Federal do Rio Grande do Sul (UFRGS). Especialista em Nutrição Clínica pela Associação Brasileira de Nutrição (ASBRAN). Especialista em Nutrição Oncológica pelo Hospital Moinhos de Vento.

Marilia Unello Garcez

Nutricionista Assistente Técnica de Dietoterapia do Hospital Nossa Senhora da Conceição (HNSC). Especialista em Nutrição em Oncologia pelo Instituto de Educação e Pesquisa do Hospital Moinhos de Vento (HMV).

Regina Kuhmmer

Nutricionista. Doutora e Mestre em Ciências da Saúde: Cardiologia e Ciências Cardiovasculares pela Faculdade de Medicina da Universidade Federal do Rio Grande do Sul (FAMED/UFRGS). Especialista em Nutrição Clínica pela Associação Brasileira de Nutrição (ASBRAN). Especialista em Nutrição Esportiva pela Universidade Gama Filho – RJ.

Roberta Veiga Machado

Nutricionista do Hospital da Criança Conceição (HCC). Especialista em Nutrição Clínica pela Universidade Gama Filho – RJ. Gestão Empresarial pela Escola Superior de Propaganda e Marketing (ESPM/RJ).

Valesca Dall'Alba

Nutricionista Coordenadora do Ambulatório de Nutrição e Doença Hepática Gordurosa Não Alcoólica no Hospital de Clínicas de Porto Alegre (HCPA). Professora do Programa de Residência Multiprofissional em Saúde do HCPA e do Departamento de Nutrição da Faculdade de Medicina da Universidade Federal do Rio Grande do Sul (UFGRS) e Programas de Pós-Graduação de Ciências em Gastrenterologia e Hepatologia e Pós-Graduação de Alimentação, Nutrição e Saúde pela UFRGS. Mestre em Gastroenterologia e Doutora em Endocrinologia pela UFRGS.

Veridiana Maffassiolli

Nutricionista Coordenadora do Serviço de Nutrição e Dietética do Hospital Divina Providência. MBA em Gestão em Saúde pela Universidade La Salle.

Prefácio da Segunda Edição

É com muito prazer que apresento a segunda edição do *Manual de Dietas Hospitalares*, fruto de uma parceria entre os Serviços de Nutrição dos Hospitais de Porto Alegre e Grande Porto Alegre e que resultou em um trabalho de discussão e normatização das dietas oferecidas nesses hospitais. A obra é um manual com a descrição dos tipos de dietas hospitalares, suas características, adequação nutricional, incluindo lista de alimentos permitidos e não permitidos e padronização da nomenclatura.

Nessa segunda edição temos a participação de novas colegas que se uniram a essa missão e contribuíram com sua experiência e expertise. Por outro lado, outras por circunstâncias da vida passaram ao papel de prestar apoio e estímulo ao trabalho do grupo, como é o meu caso. Um trabalho desses não pode ficar parado. Quem circula num contexto hospitalar, sabe do desafio que é oferecer uma alimentação equilibrada, apropriada a cada situação clínica e que seja saborosa e atrativa.

A dieta hospitalar deve garantir um aporte adequado de nutrientes, estar ajustada à situação clínica do paciente, contribuir para manutenção ou recuperação do estado nutricional, servindo como um fator terapêutico. Com esse objetivo, as dietas podem ser modificadas em relação à consistência, composição e/ou restrição de nutrientes e serem específicas para patologias distintas. O conhecimento das características, indicações e, em especial, dos alimentos que devem ser incluídos e excluídos das dietas é de fundamental importância para a assistência nutricional de excelência.

Manual de Dietas Hospitalares é um livro prático que vai direto ao ponto, sendo muito útil para o dia a dia de Nutricionistas e acadêmicos de Nutrição. Desfrute dessa leitura e descubra os segredos de cada dieta hospitalar!

Miriam Isabel Souza dos Santos Simon
*Doutora em Saúde da Criança e do
Adolescente pela UFRGS.
Nutricionista Clínica do HCPA.*

Prefácio da Primeira Edição

A área da Nutrição Hospitalar cresceu muito nas últimas décadas e inúmeros desafios têm se apresentado para os nutricionistas, incluindo a disponibilização de dietas aos pacientes, que traduzam as evidências científicas para que se obtenham os melhores resultados no tratamento e a oferta de refeições saborosas e atrativas que proporcionem aceitação e melhor adesão à alimentação adequada para cada situação.

O *Manual de Dietas Hospitalares* é um livro muito esperado pelos nutricionistas e acadêmicos que certamente poderão aproveitar este valioso material em seus estudos e na prática diária.

O trabalho realizado para sua organização é fruto do exercício pleno da integração dos nutricionistas de importantes hospitais de Porto Alegre (RS), que aplicaram uma ampla bagagem de experiências em sua elaboração. O livro introduz os conceitos das principais dietas hospitalares, os alimentos que compõem essas dietas e também aqueles que não devem ser utilizados.

Temos agora à disposição um material que poderá potencializar a excelência na assistência nutricional prestada aos pacientes!

Raquel Milani El-Kik
Doutora em Gerontologia Biomédica da PUCRS

Introdução da Segunda Edição

Passados quatro anos da primeira edição do *Manual de Dietas Hospitalares*, o trabalho em parceria dos Serviços de Nutrição dos Hospitais de Porto Alegre e agora também da região metropolitana continuou. A ciência da Nutrição por ser dinâmica e em constante crescimento fez com que se repensa-se o manual em sua forma e conteúdo. Por ser bem recebido pela comunidade acadêmica e por profissionais de nutrição espalhados pelo país, logicamente surgiram críticas e sugestões que levaram a pensar em uma nova edição revisada. Nesse período, ocorreram mudanças de profissionais, uns saíram e outros se integraram ao projeto, que manteve o processo de discussão e padronização das dietas hospitalares conforme sua vocação original.

A obra mantém a descrição de tipos de dietas hospitalares, suas características, adequação nutricional, incluindo lista de alimentos permitidos e não permitidos e padronização da nomenclatura. Ocorreram supressões de alguns tipos de dietas e foram acrescentadas novas, conforme as demandas das instituições hospitalares. Este manual mantém seu principal objetivo que é auxiliar profissionais de saúde na padronização de dietas e na nomenclatura utilizada, tanto no momento da prescrição dietética, como na organização de cardápios, respeitando-se as diferenças que cada organização de saúde apresenta.

Vale também ressaltar a importância que a cooperação entre profissionais de saúde e instituições com realidades e necessidades diversas podem desenvolver atividades integradas e contribuir para o crescimento de todos.

Introdução da Primeira Edição

Esta obra é fruto de um trabalho inédito de parceria dos Serviços de Nutrição de Hospitais de Porto Alegre. Durante os anos de 2009 e 2010, um grupo de trabalho composto por nutricionistas de nove hospitais de Porto Alegre realizou um trabalho de discussão e padronização das dietas oferecidas em seus hospitais. A obra é um manual com a descrição de tipos de dietas hospitalares, suas características, adequação nutricional, incluindo lista de alimentos permitidos e não permitidos e padronização da nomenclatura. Este trabalho cumpre um importante e necessário papel no cenário hospitalar, tendo em vista que os profissionais de saúde circulam entre os hospitais e desconhecem as diferenças que existem na padronização de dietas e na nomenclatura utilizada em cada um deles. Além disso, a falta de informações na literatura sobre o assunto cria dificuldades para os nutricionistas no momento da prescrição dietética e na organização de cardápios.

Este manual não pretende substituir a avaliação nutricional e prescrição individualizada, mas sim descrever os diversos tipos de dietas presentes no contexto hospitalar e auxiliar na confecção de cardápios. A sistematização da assistência nutricional deve ser fixada em procedimentos e rotinas que possibilitem a padronização de condutas e dos registros. A padronização das dietas tem como principal objetivo manter um atendimento nutricional seguro, eficiente e de qualidade aos pacientes internados, permitindo rastreabilidade, treinamento e controle de processos, além de facilitar o trabalho de produção e distribuição de refeições.

Segundo Dias et al. (2009), as dietas hospitalares têm como principal objetivo oferecer uma alimentação que atenda às necessidades fisiológicas decorrentes do estado físico, nutricional e patológico, contribuindo, portanto, para manutenção e/ou recuperação da saúde do doente. A dieta hospitalar deve garantir o aporte adequado de nutrientes ao paciente internado, preservando seu estado nutricional, além de servir como fator terapêutico em diferentes situações clinicas. Com esse objetivo, as dietas podem ser modificadas em relação à consistência, composição e/ou restrição de nutrientes e serem específicas para patologias distintas. O conhecimento das características, indicações e, em especial, dos alimentos que devem ser incluídos e excluídos das dietas é de fundamental importância para a assistência nutricional de excelência.

Até o presente momento todos os manuais de dieta publicados representam a padronização desenvolvida por um serviço exclusivo e demonstram a fragilidade desse processo pelas diferentes interpretações e características de cada hospital. Este manual é fruto de uma padronização realizada conjuntamente por nove hospitais de uma capital do Brasil. O processo de discussão e padronização demandou dois anos de trabalho e introduziu mudanças importantes nesses hospitais relacionadas com a nomenclatura das dietas, adequação nutricional, alimentos permitidos e evitados. A padronização respeita as diferenças de cada instituição quanto aos horários, alimentos disponíveis e cardápios. Este trabalho demonstra a importância da relação de parceria entre os hospitais e os serviços, e serve de modelo para outras atividades integrativas que visem à qualificação da assistência nutricional.

Sumário

Dieta Normal 1
Dieta Normal 2

Dieta com Modificação de Consistência 3
Dieta Líquida Pobre em Resíduos 4
Dieta Líquida Completa 5
Dieta Liquidificada 6
Dieta Pastosa 7
Dieta Branda 8

Dietas com Modificação de Nutrientes e/ou Restrição de Alimentos 9
Dieta Pobre em Resíduos 10
Dieta Rica em Fibras 11
Dieta Hipercalórica e Hiperproteica 12
Dieta Hipossódica 13
Dieta Pobre em Potássio 14

> Tabela 1 – Relação de Alimentos conforme o Teor de Potássio 15

Dieta Pobre em Iodo 18

> Tabela 2 – Tabela de Alimentos quanto ao Teor de Iodo 19

Dieta com Baixo Teor de Lactose 20
Dieta Hipoproteica 21

Dietas Específicas 23
Dieta Normal para Puérpera 24
Dash Diet 25
Dieta para Dislipidemia 26
Dieta para DM 27
Dieta Renal Conservadora 28
Dieta para Doença Celíaca 30
Dieta para Paciente Imunodeprimido 31
Dieta para Intestino Curto 32

Dietas para Disfagia 33
Dieta para Disfagia com Consistência Liquidificada 34
Dieta para Disfagia com Consistência Pastosa 35
Dieta para Disfagia com Consistência Sólida 36

Dieta para Cirurgia Bariátrica 37
Dieta para Cirurgia Bariátrica Fase 1 38
Dieta para Cirurgia Bariátrica Fase 2 39

Dietas para Preparo de Exames 41
Dieta sem Xantinas 42
Dieta para Ácido Vanil Mandélico 42
Dieta para Colonoscopia 42
Dieta para PET-CT 43
Dieta para Quilotórax 43

Abreviação de Jejum 45
Pré-Cirúrgico 46
Pós-Cirúrgico 46

Referências Bibliográficas 47

Dieta Normal

Dieta Normal

- Características
  - Sem restrições no tipo ou no método de preparo. Distribuição e quantidades normais de todos os nutrientes. Sem modificações de consistência, nutricionalmente adequada
- Indicação
  - Pacientes que não requerem modificações específicas na dieta
- Composição Nutricional
  - 1.800-2.300 kcal/dia
  - Proteína: 100 g
- Fracionamento
  - 5-6x/dia
- Alimentos Permitidos
  - Todos
- Alimentos Evitados
  - Não há restrição de alimentos

Observação: também pode ser chamada de dieta livre

Dieta com Modificação de Consistência

Dieta Líquida Pobre em Resíduos

- **Características**
  - Composta por líquidos, isenta de lactose, reduzido teor de resíduos, pobre em fibras, proteína e gordura. Fracionada, com frequência não atinge as recomendações nutricionais
- **Indicação**
  - Pré e pós-operatório
  - Preparo para exame
  - Primeiro passo na progressão da alimentação oral
- **Composição Nutricional**
  - 700-1.000 kcal/dia
  - 1.300 kcal com suplemento nutricional
- **Fracionamento**
  - 6-7×/dia
- **Alimentos Permitidos**
  - Água, chá, caldo de sopa, suco natural coado, gelatina, água de coco, sucos pasteurizados, isotônicos. Podem ser utilizados açúcar, polímero de glicose, TCM*, suplemento nutricional isento de lactose e pobre em fibra com o objetivo de aumentar o aporte proteico-calórico
- **Alimentos Evitados**
  - Café, chá-preto, chimarrão, leite, iogurte, bebidas lácteas, caldo de leguminosas, caldo de ameixa, bebidas gasosas e bebidas à base de vegetais (soja, arroz, amêndoa)

> **Observação:** também pode ser chamada de dieta líquida restrita

---

*TCM: Triglicérides de Cadeia Média.

Dieta Líquida Completa

- Características
  - Composta por alimentos e preparações líquidas. Contém lactose, sacarose e fibras vegetais modificadas pelo cozimento e fracionamento. Fracionada. Nutricionalmente incompleta

- Indicação
  - Etapa de progressão da alimentação oral
  - Pacientes com dificuldade de mastigação e deglutição
  - Pós-operatório

- Composição Nutricional
  - 1.000-1.500 kcal

- Fracionamento
  - 6-7x/dia

- Alimentos Permitidos
  - Leite, bebidas lácteas e à base de vegetais (soja, arroz, amêndoa), iogurte, chá, água, consomê ou sopa liquidificada, caldo de leguminosas, suco, gelatina, batida de fruta, café, sorvetes. Pode ser adicionado suplemento nutricional com o objetivo de melhorar o aporte proteico-calórico

- Alimentos Evitados
  - Alimentos em consistência pastosa ou sólida e bebidas gasosas

Dieta Liquidificada

- Características
  - Composta por alimentos e preparações líquidas e liquidificadas (consistência cremosa e homogênea). Fracionada. Fibras vegetais modificadas pelo cozimento e/ou fracionamento

- Indicação
  - Etapa de progressão da alimentação oral
  - Pacientes com dificuldades de mastigação e deglutição
  - Pós-extubação

- Composição Nutricional
  - 1.800-2.200 kcal
  - Proteína: mínimo 60 g

- Fracionamento
  - 6-7×/dia

- Alimentos Permitidos
  - Sopas cremosas, preparações com consistência de papa, purê ou creme, alimentos liquidificados, fruta com consistência de papa, suco de fruta, mingau, batida de fruta, sorvete. Pode ser adicionado suplemento nutricional com o objetivo de melhorar o aporte proteico-calórico

- Alimentos Evitados
  - Alimentos em consistência sólida

Observação: também pode ser chamada de dieta líquida pastosa

Dieta Pastosa

- Características
  - Composta por alimentos e preparações com textura modificada que possam ser mastigados e deglutidos com pouco esforço
- Indicação
  - Etapa de progressão da alimentação oral
  - Pacientes com dificuldade de mastigação e deglutição
  - Distúrbios neuromotores
- Composição Nutricional
  - 1.800-2.200 kcal
  - Proteína: mínimo 60 g
- Fracionamento
  - 6-7×/dia
- Alimentos Permitidos
  - Carne moída, desfiada ou liquidificada, vegetais com consistência de purê, suflê ou creme, arroz papa, massa bem cozida, polenta mole, caldo de leguminosas, pão macio, frutas macias inteiras (banana ou mamão), bolo, papa de bolacha e iogurte
- Alimentos Evitados
  - Alimentos "duros", carnes inteiras, alimentos em forma de grãos e vegetais crus

Dieta Branda

- **Características**
  - Composta por alimentos e preparações com fibras abrandadas pela cocção ou modificadas por ação mecânica com objetivo de facilitar a digestão. Moderada em resíduos e alimentos flatulentos
- **Indicação**
  - Etapa de progressão da alimentação oral
  - Pós-operatório
  - Facilitar e reduzir o trabalho digestivo
  - Transição para dieta normal
- **Composição Nutricional**
  - 1.800-2.200 kcal
  - Proteína: 60-90 g
- **Fracionamento**
  - 5-6x/dia
- **Alimentos Permitidos**
  - Caldo de leguminosas, frutas sem casca, sementes e bagaço, suco natural coado e diluído, suco industrializado, cebola e alho como condimentos, molho coado ou molho com pouca gordura e condimentos, salada cozida, geleia, pão de centeio ou integral (conforme tolerância)
- **Alimentos Evitados**
  - Vegetais crus, frituras e alimentos gordurosos, embutidos, conservas, pimenta, condimentos picantes, pimentão, alimentos flatulentos principalmente: couve-flor, repolho, nabo, rabanete, batata-doce, brócolis, quiabo, couve-chinesa. Café preto puro, chá-preto, bebidas gaseificadas, doces com elevada concentração de açúcar, bolo com recheio, pães com sementes

Dietas com Modificação de Nutrientes e/ou Restrição de Alimentos

Dieta Pobre em Resíduos

- Características
  - Dieta composta por alimentos e preparações pobres em fibras e resíduos e baixo teor de lactose
- Indicação
  - Diarreia
  - Pré e pós-operatório de cirurgia de cólon
  - Subobstrução intestinal
  - Fístulas do trato gastrintestinal de baixo débito
  - Fase aguda de doenças inflamatórias intestinais (colite ulcerativa, doença de Crohn e diverticulite)
- Composição Nutricional
  - 1.800-2.100 kcal
  - Proteínas: 60-80 g
  - Fibras: 10-15 g [1]
- Fracionamento
  - 5-6x/dia
- Alimentos Permitidos
  - Queijo magro 1x/dia, leite com baixo teor de lactose, frutas cozidas (maçã, pera, banana), vegetais cozidos (cenoura, chuchu, moranga abobrinha, batata baroa), caldo de leguminosas, sucos naturais diluídos e coados, sucos industrializados sem açúcar, água de coco, bebidas à base de vegetais
- Alimentos Evitados
  - Leite e derivados, frutas cruas, todos os vegetais que não constam na lista de permitidos, alimentos integrais, alimentos flatulentos principalmente: couve-flor, repolho, nabo, rabanete, batata-doce, brócolis, quiabo, couve-chinesa, alimentos gordurosos e doces com elevada concentração de açúcar

Dieta Rica em Fibras

- Características
  - Dieta normal composta de alimentos e preparações ricas em fibras solúveis e insolúveis

- Indicação
  - Pacientes que necessitam aumento do aporte de fibras solúveis e insolúveis

Observação: sugere-se estimular o consumo de líquidos

- Composição Nutricional
  - 1.800-2.500 kcal
  - Proteína: 70-95 g
  - Fibras: > 30 g/dia [2]

- Fracionamento
  - 5-6x/dia

- Alimentos Recomendados
  - Cereais integrais, grãos e sementes, frutas (no mínimo 3 porções/dia), salada crua (2 porções/dia), preparações com vegetais nas refeições principais; pode ser utilizado módulo de fibra

- Alimentos Evitados
  - Nenhum

Dieta Hipercalórica e Hiperproteica

- Características
  - Dieta normal composta por alimentos e preparações com aumento de calorias e proteínas
- Indicação
  - Pacientes que necessitam de aumento do aporte calórico e proteico
- Composição Nutricional
  - 2.200-3.000 kcal
  - Proteína: 80-115 g
- Fracionamento
  - 6× ou mais vezes ao dia
- Alimentos Permitidos
  - Não há restrição de alimentos e pode ser enriquecida com módulos nutricionais ou suplementos hipercalóricos, hiperproteicos
- Alimentos Evitados
  - Nenhum

Dieta Hipossódica

- Características
  - Dieta composta por alimentos ou preparações com baixo teor de sódio
- Indicação
  - Situações clínicas que exijam restrição de sódio
- Composição Nutricional
  - 1.800-2.300 kcal
  - Sódio: 2.000 mg/dia intrínseco e extrínseco [3-5]
  - Proteína: 70-100 g
- Fracionamento
  - 5-6×/dia
- Alimentos Permitidos
  - Preferir alimentos *in natura* e minimamente processados
- Alimentos Evitados
  - Alimentos processados e ultraprocessados, como embutidos, conservas, temperos industrializados, caldo e extrato de carne, queijos, bolachas e enlatados

Dieta Pobre em Potássio

- Características
  - Dieta composta por alimentos ou preparações com baixo teor de potássio
- Indicação
  - Situações clínicas que exijam restrição de potássio
- Composição Nutricional
  - 1.800-2.200 kcal
  - Potássio: entre 50-70 mEq/dia ou 3 g/dia [6,7]
- Fracionamento
  - 5-6x/dia
- Alimentos Permitidos
  - Conforme a Tabela 1
- Alimentos Evitados
  - Conforme a Tabela 1

Tabela 1
Relação de Alimentos conforme o Teor de Potássio [8]

Grupo	Pobres em potássio (< 100 mg)	Médios em potássio (101-200 mg)	Ricos/muito ricos em potássio (> 200 mg)
Hortaliças	<ul><li>1 xícara de alface</li><li>½ xícara de agrião</li><li>½ xícara de repolho</li><li>½ xícara de escarola</li><li>½ xícara de pepino descascado (½ unidade pequena)</li><li>1 unidade média de pimentão</li></ul>	<ul><li>½ xícara de alcachofra</li><li>½ xícara de almeirão</li><li>½ xícara de acelga</li><li>½ xícara de couve</li><li>½ xícara de brócolis</li><li>½ xícara de cebola</li><li>1 cenoura pequena</li><li>½ chuchu médio</li><li>½ xícara de couve-flor</li><li>½ xícara de milho ou ½ espiga</li><li>½ xícara de berinjela</li><li>½ xícara de abobrinha</li><li>3 rabanetes médios</li><li>½ xícara de nabos</li><li>½ xícara de ervilha-verde</li></ul>	<ul><li>½ batata média (3 colheres de sopa) cozida, assada ou purê</li><li>14 batatas *chips*</li><li>½ batata-doce média</li><li>½ xícara de espinafre cozido</li><li>1 tomate médio</li><li>2 colheres de sopa de massa de tomate</li><li>5 talos de aspargos</li><li>½ xícara de beterraba</li><li>½ xícara de couve-de-bruxelas</li><li>8 batatas fritas à francesa</li><li>½ xícara de aipim (mandioca) cozida</li><li>1 mandioquinha (batata-salsa) pequena</li></ul>

(*Continua*)

Tabela 1
Relação de Alimentos conforme o Teor de Potássio [8] (*continuação*)

Grupo	Pobres em potássio (< 100 mg)	Médios em potássio (101-200 mg)	Ricos/muito ricos em potássio (> 200 mg)
Frutas	<ul><li>1 banana-maçã média</li><li>2 pires (chá) de jabuticaba</li><li>1 lima média</li><li>½ limão grande</li><li>½ xícara de suco de uva</li><li>½ xícara de pera enlatada</li><li>1 caju pequeno</li><li>1 maracujá pequeno</li></ul>	<ul><li>1 rodela média de abacaxi</li><li>1 maçã pequena</li><li>½ xícara de suco de maçã</li><li>½ unidade média de manga</li><li>1 fatia fina de mamão</li><li>½ xícara de pêssego ou figo enlatado</li><li>1 ameixa fresca média</li><li>1 colher de sopa de uva-passa</li><li>1 fatia média de melancia</li><li>½ xícara de morangos</li><li>½ xícara de suco de limão (puro)</li><li>15 bagos de uva pequenos</li><li>1 tangerina média</li><li>½ xícara de cereja</li><li>2 colheres de sopa de abacate</li><li>1 pêssego fresco pequeno</li><li>1 figo fresco médio</li><li>½ xícara de framboesa, groselha ou amora</li><li>1 caqui pequeno</li><li>1 goiaba pequena</li></ul>	<ul><li>½ banana-nanica (caturra) média</li><li>½ banana-passa</li><li>5 ameixas secas</li><li>1 pera fresca média</li><li>1 fatia média de melão</li><li>5 damascos secos</li><li>1 damasco fresco</li><li>1 kiwi pequeno</li><li>1 pêssego seco</li><li>2 figos secos</li><li>1 laranja pequena</li><li>½ xícara de suco de laranja</li></ul> **Observação:** as frutas secas, os sucos de frutas concentrados e a calda de compotas de frutas são muito ricos em potássio

(Continua)

Tabela 1
Relação de Alimentos conforme o Teor de Potássio [8] (*continuação*)

Grupo	Pobres em potássio (< 100 mg)	Médios em potássio (101-200 mg)	Ricos/muito ricos em potássio (> 200 mg)
Leguminosas	–	–	▪ ½ xícara de ervilha seca ▪ ½ xícara de feijão ▪ ½ xícara de grão-de-bico ▪ ½ xícara de lentilha cozida

Fonte: Oliveira AM, Souza GC. Nutrição em Cardioendocrinologia (2018).

Dieta Pobre em Iodo

- Características
  - Dieta composta por alimentos ou preparações com baixo teor de iodo e isenta de sal iodado
- Indicação
  - Pacientes em tratamento com iodoterapia
- Composição Nutricional
  - 1.800-2.200 kcal
  - Iodo: < 50 µg/dia [9]
- Fracionamento
  - 5-6×/dia
- Alimentos Permitidos
  - Conforme Tabela 2
- Alimentos Evitados
  - Conforme Tabela 2

Tabela 2
Tabela de Alimentos quanto ao Teor de Iodo [9-11]

	Alimentos não permitidos	**Alimentos permitidos**
Sal	Sal iodado, salgadinhos e batata frita industrializados.	Sal não iodado
Peixes	Peixes marinhos, frutos do mar, camarão, ostras, algas	Peixes de água doce (p. ex.: pintado, truta, salmão)
Laticínios	Leite, sorvete, requeijão, iogurte, queijo	Leite em pó desnatado, margarina e manteiga sem sal
Carnes	Carne defumada, carne de sol, caldo de carne industrializado, presunto, embutidos, bacon, salsicha	Carnes frescas
Ovos, Molhos e Temperos	Gema de ovo, maionese, molho de soja, molhos industrializados, temperos prontos industrializados	Clara de ovo, temperos naturais, óleo, azeite, vinagre
Frutas	Frutas enlatadas ou em calda, frutas secas salgadas	Frutas frescas, suco natural de fruta, frutas secas sem sal
Vegetais	Agrião, aipo, couve de Bruxelas, repolho, chucrute, enlatados (azeitonas, picles, cogumelos etc.)	Vegetais frescos
Pães, Massas, Cereais e Grãos	Pães industrializados, pizza, cereais matinais (p. ex.: sucrilhos), soja e seus derivados	Pães que não contenham condicionadores de iodados, pão caseiro, macarrão e massas simples, arroz, aveia, centeio, farinhas, feijão, milho, trigo
Doces	Doces com gema de ovo, chocolate e leite, doces industrializados com corante vermelho	Açúcar, mel, geleia
Bebidas	Café instantâneo, solúvel, chá-preto, chá-verde e chá-mate, extratos de soja	Cafés de filtro, sucos, refrigerantes (exceto os de cola)

Fonte: Sapienza MT, et al. Tratamento do Carcinoma Diferenciado da Tireóide com Iodo-131: Intervenção para Aumentar a Dose Absorvida de Radiação (2005).

Dieta com Baixo Teor de Lactose

- Características
  - Dieta normal composta por alimentos e preparações com baixo teor de lactose
- Indicação
  - Pacientes com intolerância à lactose
  - Situações clínicas que exijam restrição de lactose
- Composição Nutricional
  - 1.800-2.200 kcal
- Fracionamento
  - 5-6×/dia
- Alimentos Permitidos
  - Leite e derivados com baixo teor de lactose. Bebidas e derivados à base de vegetais (soja, arroz, amêndoas)
- Alimentos Evitados
  - Leite, iogurte, queijo, requeijão, manteiga, nata, creme de leite, margarina com leite, maionese industrializada, ricota, flans, pudins, coalhada, leite condensado, sorvete, alimentos com lactose ou preparações que contenham leite em sua composição

Dieta Hipoproteica

- Características
  - Dieta normal composta por alimentos e preparações com restrição de proteínas
- Indicação
  - Situações clínicas que exijam restrição de proteína
- Composição Nutricional
  - Proteína: ajustada ás necessidades do paciente não devendo ultrapassar 0,8 g/kg [6]
- Fracionamento
  - 5-6x/dia
- Alimentos Permitidos
  - Todos
- Alimentos Evitados
  - Nenhum alimento específico. Alimentos ricos em proteína serão restritos de acordo com o valor de proteína prescrito na dieta

Observação: dieta aproteica e hipoproteica com proteína vegetal: estas dietas eram utilizadas para pacientes com encefalopatia hepática. Atualmente, o manejo clínico da encefalopatia permite um melhor ajuste na oferta proteica, não sendo indicado o uso de dieta aproteica e dietas hipoproteicas exclusivas com proteína vegetal [12]

Dietas Específicas

Dieta Normal para Puérpera

- Características
  - Dieta normal adaptada às necessidades do puerpério, com aumento do aporte calórico e hídrico
- Indicação
  - Puérperas
- Composição Nutricional
  - 2.300-2800 kcal (acréscimo de 500 kcal/dia)
  - Proteína: 90-112 g
  - Cálcio: 1.000-1.200 mg [2]
  - Ferro: 9-10 mg [2]
  - Fibras: 29 g [2]
  - Líquidos: ≥ 2 L/dia
- Fracionamento
  - 5-6×/dia
- Alimentos Permitidos
  - Todos
- Alimentos Evitados
  - Não há restrição de alimentos

Dash Diet

- Características
  - Dieta composta por alimentos e preparações com baixo teor de sódio. Rica em frutas, vegetais e alimentos integrais. Pobre em colesterol, gordura saturada, gorduras trans e alimentos processados

- Indicação
  - Hipertensão
  - Doença cardiovascular

- Composição Nutricional
  - 1.800-2.200 kcal
  - Sódio: 2,4 g [13]

- Fracionamento
  - 6-7x/dia

- Alimentos Permitidos
  - Preferir alimentos *in natura* e minimamente processados. Pães integrais, frutas, vegetais, cereais integrais, carnes magras, leite com baixo teor de gordura

- Alimentos Evitados
  - Alimentos processados e ultraprocessados como embutidos, bolachas, salgadinhos, frituras, doces concentrados, bebidas açucaradas, pão branco, queijos amarelos, pele de frango

Dieta para Dislipidemia

- Características
  - Dieta composta por alimentos e preparações com baixo teor de gordura saturada, gorduras trans e sacarose e rica em fibras (especialmente solúveis)
- Indicação
  - Pacientes com dislipidemia
- Composição Nutricional
  - 1.800-2.200 kcal
  - Gordura: 25-35% [14]
  - < 10% saturada [14]
  - > 12% poliinsaturada [14]
  - < 0,5% gorduras trans [14]
  - Carboidrato: 50-60% [14]
  - Proteína: 15-20% [14]
  - Fibras: mínimo de 25 g/dia [14]
- Fracionamento
  - 5-6x/dia
- Alimentos Permitidos
  - Leite e derivados com baixo teor de gordura, carnes magras, cereais integrais, pão integral, frutas, vegetais
- Alimentos Evitados
  - Alimentos ricos em gordura animal, como banha, bacon, embutidos, creme de leite, queijos amarelos, nata, maionese, frituras, biscoitos amanteigados, pele de frango e carnes com gordura aparente, doces, chocolate, sucos industrializados açucarados, gelatina, compota de frutas e alimentos ricos em carboidratos refinados

Dieta para DM

- Características
  - Dieta adequada em nutrientes que visa manter o controle metabólico de glicose
- Indicação
  - Pacientes que apresentam DM tipo 1 ou tipo 2
- Composição Nutricional
  - 1.200-2.600 kcal
  - Carboidrato: mínimo 130 g/dia [15]
  - Sacarose ≤ 5% [15]
  - Proteína: 15-20% [15]
  - Lipídios: 20-35% [15]
  - Gordura saturada: < 6% [15]
  - Fibras: 14 g/dia a cada 1.000 kcal [15]
- Fracionamento
  - 5-6×/dia
- Alimentos Permitidos
  - Preferir os alimentos in natura e minimamente processados. Hortaliças, leguminosas, frutas, temperos naturais; dar preferência a cereais integrais e pão integral, laticínios; preferir preparações grelhadas, assadas ou cozidas no vapor; podem ser utilizados edulcorantes. Priorizar alimentos de baixo índice glicêmico
- Alimentos Evitados
  - Alimentos processados e ultraprocessados. Açúcar e doces em geral, frutose adicionada, mel e produtos de confeitaria com recheios e coberturas

Observação: pacientes com DM* gestacional estimular a ingestão de alimentos ricos em cálcio e ferro. E os adoçantes artificiais como acessulfame, aspartame, sacarina e sucralose são seguros mas devem ser consumidos com moderação [15]

---

*DM: *Diabetes Mellitus*.

Dieta Renal Conservadora

- Características
  - Dieta composta por alimentos e preparações restritas em sódio, proteína e potássio
- Indicação
  - Insuficiência renal em tratamento conservador
- Composição Nutricional
  - Proteína: 0,8-1,2 g/kg peso atual [16]
  - Sódio: até 2.000 mg/dia intrínseco e extrínseco
  - Potássio: até 70 mEq/dia ou 3 g/dia [6]
- Fracionamento
  - 5-6×/dia
- Alimentos Permitidos
  - Todos com baixo teor de sódio e potássio. Preferir alimentos *in natura* ou minimamente processados
- Alimentos Evitados
  - Alimentos processados e ultraprocessados. Embutidos, conservas, temperos industrializados, caldo e extrato de carne industrializado, queijo, bolachas, enlatados. Alimentos ricos em potássio conforme tabela apresentada

Observação: a restrição hídrica será realizada se necessário conforme prescrição médica
A restrição de potássio pode não ser necessária, ela é dependente dos níveis séricos de potássio [17]
Ver Tabela de Alimentos conforme o Teor de Potássio (Tabela 1)

Paciente Renal em Tratamento Dialítico:

Hemodiálise	Diálise peritoneal
Kcal:	
Repleção: 35-50 kcal/kg/dia [6]	35-50 kcal/kg/dia [6]
Manutenção: 30-35 kcal/kg/dia [6]	25-35 kcal/kg/dia [6]
Redução: 20-30 kcal/kg/dia [6]	20-25 kcal/kg/dia [6]
Proteína:	
Repleção: 1,2-1,4 g/prot/kg/dia [6]	1,3-1,5 g/prot/kg [6]
Manutenção: 1,2 g/kg/dia [6]	1,3 g/kg/dia [6,18]

Paciente Transplantado Renal:
Imediato: 1,3-1,5 g/prot/kg/dia [19]
Tardio: 1,0 g/prot/kg/dia [19]

Dieta para Doença Celíaca

- Características
  - Dieta composta por alimentos e preparações isentas de glúten
- Indicação
  - Pacientes com doença celíaca ou sensibilidade ao glúten não celíaca [20]
- Composição Nutricional
  - 1.800-2.200 kcal
  - Proteína: no mínimo 60 g
- Fracionamento
  - 5-6x/dia
- Alimentos Permitidos
  - Arroz, milho, mandioca, fécula de batata ou mandioca, araruta, polvilho doce ou azedo, tapioca, amido de milho, soja, sarraceno ou trigo mourisco, macarrão de arroz, milho, mandioca, quinoa e amaranto
- Alimentos Evitados
  - Trigo, centeio, cevada, aveia e malte; produtos que contenham gérmen de trigo e flocos de cereais; temperos prontos e extrato de tomate que contenham glúten, embutidos (salame, salamito), carnes empanadas, croquetes, bolinhos de carne, patês; todas as preparações com farinhas não permitidas ou produtos industrializados que contenham glúten

Observação: ressalta-se a importância de um minucioso cuidado para evitar a contaminação cruzada em todos os processos de trabalho (armazenamento, preparo, higienização...) envolvendo alimentos e preparações isentos de glúten. O ideal seria o Serviço de Nutrição dispor de utensílios e materiais distintos para confecção dessas preparações

Dieta para Paciente Imunodeprimido

- Características
  - Dieta composta por alimentos e preparações com menor risco de contaminação
- Indicação
  - Pacientes neutropênicos com valores de neutrófilos < 500 mm³ [26]
- Composição Nutricional
  - 1.800-2.200 kcal
  - Proteína: no mínimo 60 g
- Fracionamento
  - 5-7x/dia
- Alimentos Permitidos
  - Todo o alimento que tenha sido submetido aos processos de controle higiênico sanitário de manipulação, preparo, armazenamento e distribuição
- Alimentos Evitados
  - Não há evidências sobre o uso de dieta de cozidos e fervidos para pacientes imunodeprimidos

Dieta para Intestino Curto

- Características
  - Composta por fases com introdução gradual de alimentos tanto quantitativa como qualitativamente. Hipolipídica, isenta de sacarose e lactose, rica em carboidratos e fibras solúveis, baixo teor de purinas (até a fase 3) [27,28]
- Indicação
  - Pacientes com *síndrome de intestino curto* iniciando a dieta por via oral
- Composição Nutricional
  - *Valor energético:* em torno de 35 kcal/kg/dia [28] (1.200-1.800 kcal)
  - *Proteína:* 1,5 g de proteína/kg/dia [28] (30-80 g/ptn)
- Fracionamento
  - 6-8×/dia
- Alimentos Permitidos
  - *Fase 1:* mucilagem de arroz, sagu, suco de maçã, canja, gelatina *diet*, água de coco e chá sem açúcar
  - *Fase 2:* alimentos da *fase 1*, arroz, massa, polenta ou batata preparados sem gordura, frango sem pele e sem gordura, cenoura cozida e bolacha salgada
  - *Fase 3:* alimentos das fases *1 e 2*, pão francês, geleia *diet*, banana ou maçã sem casca cozida, frango sem pele e peixe ou gado magro preparados sem gordura e sem molho
  - *Fase 4:* alimentos das outras fases, vegetais somente cenoura, chuchu, abobrinha (sem casca e semente) e moranga
- Alimentos Evitados
  - Todos, exceto os alimentos que não constam na listagem nos permitidos

Dietas para Disfagia

Dieta para Disfagia com Consistência Liquidificada

- Características
  - Composta por alimentos e preparações liquidificadas com consistência cremosa e homogênea de fácil deglutição e líquidos espessados [21]
- Indicação
  - Pacientes com disfagia neurológica e/ou mecânica
- Composição Nutricional
  - 1.800-2.200 kcal
  - Proteína: no mínimo 60 g
- Fracionamento
  - 6-7x/dia
- Alimentos Permitidos
  - Sopas cremosas, preparações em forma de papa, purê ou creme, alimentos liquidificados, mingau, batida de fruta, iogurte sem pedaços de frutas e líquidos espessados
- Alimentos Evitados
  - Líquidos sem espessante, gelatina e alimentos em consistência sólida

Dieta para Disfagia com Consistência Pastosa

- Características
  - Dieta composta por alimentos e preparações com textura modificada, que possam ser mastigados e deglutidos com pouco esforço e com líquidos espessados [21]
- Indicação
  - Pacientes com disfagia neurológica e/ou mecânica
- Composição Nutricional
  - 1.800-2.200 kcal
  - Proteína: no mínimo 60 g
- Fracionamento
  - 5-6x/dia
- Alimentos Permitidos
  - Carne moída, desfiada ou liquidificada; vegetais na forma de purê, suflê ou creme, arroz papa, massa cabelo de anjo, massa de letrinha ou massa bem cozida, polenta mole, leguminosas liquidificadas, pão macio, frutas macias inteiras (banana ou mamão), papa de bolacha, iogurte e alimentos liquidificados, iogurte sem pedaços de frutas e líquidos com espessantes
- Alimentos Evitados
  - Líquidos sem espessante, gelatina, alimentos "duros", carnes inteiras, alimentos em forma de grãos, alimentos que esfarelem, como bolos, torrada, biscoitos secos e pães crocantes

Dieta para Disfagia com Consistência Sólida

- Características
  - Dieta composta por alimentos e preparações de consistência normal de fácil mastigação e deglutição e com líquidos espessados [21]
- Indicação
  - Pacientes com disfagia neurológica e/ou mecânica
- Composição Nutricional
  - 1.800-2.200 kcal
  - Proteína: no mínimo 60 g
- Fracionamento
  - 5-6x/dia
- Alimentos Permitidos
  - Alimentos sólidos e líquidos espessados
- Alimentos Evitados
  - Líquidos sem espessante e gelatina

Observação: sempre que possível planejar a dieta para disfagia juntamente com a fonoaudiologia

Dieta para Cirurgia Bariátrica

Dieta para Cirurgia Bariátrica Fase 1

- Características
  - Composta por alimentos e preparações isentas de lactose, sacarose, resíduos e fibras com objetivo de hidratação, cicatrização e manutenção da glicemia [22-25]
- Indicação
  - Pós-operatório imediato de cirurgia bariátrica (em média, até 4 dias)
- Composição Nutricional
  - Indicado o consumo de 1,5 litro de líquidos por dia
  - Não alcança as recomendações nutricionais
- Fracionamento
  - No mínimo 8x/dia em pequenos goles conforme tolerância e volume prescrito
- Alimentos Permitidos
  - Água, chá claro, caldo de sopa, suco natural diluído e coado, suco de gelatina *diet*, água de coco, sucos pasteurizados diluídos e coados, isotônicos. Pode ser utilizado adoçante
- Alimentos Evitados
  - Açúcar, café, chá-preto, chimarrão, leite, iogurte, bebidas lácteas, caldo de leguminosas, caldo de ameixa e bebidas gasosas

Dieta para Cirurgia Bariátrica Fase 2

- Características
  - Composta por alimentos e preparações isentas de sacarose, resíduos e fibras com objetivo de hidratação, cicatrização e manutenção da glicemia, com introdução do consumo de lactose [22-25]

- Indicação
  - Etapa de progressão após cirurgia bariátrica (em média de 3-15 dias)

- Composição Nutricional
  - 1.000-1.200 kcal
  - Proteína: no mínimo 60 g
  - Indicado o consumo de 1,5 litro de líquidos por dia

- Fracionamento
  - No mínimo 8x/dia em pequenos goles conforme tolerância e volume prescrito

- Alimentos Permitidos
  - Água, chá claro, caldo de sopa, suco natural diluído e coado, suco de gelatina *diet*, água de coco, sucos pasteurizados diluídos e coados, isotônicos, leite, bebida láctea, iogurte líquido, batida de fruta coada; pode ser incluído módulo proteico e suplemento nutricional. Pode ser utilizado adoçante

- Alimentos Evitados
  - Açúcar, café, chá-preto, chimarrão, leite, iogurte, bebidas lácteas, caldo de leguminosas, caldo de ameixa, bebidas gasosas. Alimentos em consistência pastosa ou sólida

Observação: pode haver variações, pois cada instituição adota protocolo próprio

Dietas para Preparo de Exames

Dieta sem Xantinas

- Alimentos Permitidos
    - Todos, exceto os da lista de evitados
- Alimentos Evitados
    - Café, chá-preto, chá-mate, chá-verde, chimarrão, alimentos e preparações que contenham cafeína e chocolate e refrigerantes à base de cola

Dieta para Ácido Vanil Mandélico

- Alimentos Permitidos
    - Todos, exceto os contidos na lista de evitados
- Alimentos Evitados
    - Café, chá, refrigerantes à base de cola e baunilha

Dieta para Colonoscopia [29]

- Alimentos Permitidos
    - Ovos, massa, gelatina, merengue, chá, pão branco, suco natural coado, broa de polvilho, bebias isotônicas, caldos coados, suco industrializado e água de coco
    - *Fase 1:* composta por dieta pobre em resíduos
    - *Fase 2:* composta por dieta líquida observando baixo teor de resíduos e sem lactose
- Alimentos Evitados
    - Todos, exceto os contidos na lista de permitidos

Observação: adaptada às orientações do Serviço de Endoscopia da instituição

Dieta para PET-CT*

- Alimentos Permitidos
  - Chá, pão integral, margarina, fruta, carne magra, ovo, vegetais e gelatina *diet*

- Alimentos Evitados
  - Todos, exceto os contidos na lista de permitidos

Observação: adaptada às orientações do Serviço de Diagnóstico por Imagem da instituição

Dieta para Quilotórax

- Alimentos Permitidos
  - Leite zero gordura, frutas, TCM, sucos, vegetais, cereais e leguminosas preparados sem gordura, pão sem glúten e geleia

- Alimentos Evitados
  - Todos os alimentos com qualquer teor de gordura ou preparados com óleos, azeite, manteiga, margarina, leite e derivados, embutidos, abacate, coco, bolachas e biscoitos e produtos industrializados

---

*PET-CT: Tomografia Computadorizada por Emissão de Pósitrons.

Abreviação de Jejum

Pré-Cirúrgico [30]

- Com base no Projeto ACERTO jejum para sólidos de 6-8 horas antes da cirurgia. Oferta de solução de maltodextrina a 12,5% (175 mL de água + 25 g maltodextrina) 6, 4 e 2 horas antes do procedimento cirúrgico

Pós-Cirúrgico [30]

- Sugere-se segundo o Projeto ACERTO manter uma via de acesso nutricional e iniciar alimentação conforme quadro clínico

Referências Bibliográficas

1. Mahan LK, Escott-Stump S. *Krause:* alimentos, nutrição e dietoterapia. 12. ed. Rio de Janeiro: Elsevier, 2010.

2. Food and Nutrition Board of the Institute of Medicine. Dietary reference intakes for energy, carbohydrate, fiber, fat, fatty acids, cholesterol, protein and amino acids. *National Academy Press*, Washington DC, 2005.

3. WHO. Guideline: Sodium intake for adults and children. *World Health Organization (WHO)*, Genebra, 2012.

4. Graudal N et al. Compared with usual sodium intake, low and excessive sodium diets are associated with increased mortality: a meta-analysis. *American Journal of Hypertension*, 9 set 2014; 27:1129-37.

5. Sociedade Brasileira de Cardiologia. 7ª Diretriz Brasileira de Hipertensão Arterial. *Arq. Bras. Cardiol*, setembro 2016:107.

6. Cuppari L. *Guia de nutrição:* nutrição clínica no adulto. 2ª ed. São Paulo: Manole, 2005.

7. WHO. Guideline: Potassium intake for adults and children. *World Health Organization (WHO)*, Genebra, 2012.

8. Oliveira AM, Souza GC. *Nutrição em Cardioendocrinologia*. Rio de Janeiro: Rubio, 2018.

9. Wolff H. Dietas com restrição de iodo (DRI). *Arq Bras Endocrinol Metab*, dez 1998; 42:461-77.

10. Sapienza MT et al. Tratamento do carcinoma diferenciado da tireoide com iodo-131: intervenções para aumentar a dose absorvida de radiação. *Arq Bras Endocrinol Metab*, Jun 2005:341-9.

11. Tuttle RM. UpToDate. *UpToDate*, 2018. Disponível em: <www.uptodate.com *differentiated-thyroid-cancer-radioiodine-treatment/*>. Acesso em janeiro 2018.

12. Sociedade Brasileira de Nutrição Parenteral e Enteral, Colégio Brasileiro de Cirurgiões, Associação Brasileira de Nutrologia. Terapia Nutricional nas Doenças Hepáticas Crônicas e Insuficiência Hepática. In: MEDICINA, A. M. B. E. C. F. D. *Projeto Diretrizes*. Brasília: Conselho Federal de Medicina, 2011; IX:207-25.

13. Sacks FM et al. Effects on blood pressure of reduced dietary sodium and the Dietary Approaches to Stop Hypertension (DASH) diet.DASH-Sodium Collaborative Research Group. *N Engl J Med*, jan 2001:3-10.

14. Sociedade Brasileira de Cardiologia. Atualização da Diretriz Brasileira de Dislipidemias e Prevenção da Aterosclerose. *Arq Bras Cardiologia*, Rio de Janeiro, 2017:109.

15. Sociedade Brasileira de Diabetes. *Diretrizes da Sociedade Brasileira de Diabetes 2107-2018*. São Paulo: Clannad, 2017. ISBN 978-85-9374-602-4.

16. Núcleo de Telessaúde Santa Catarina. APS BVS BR. *BVS APS Atenção Primária em Saúde*, 2016. Disponível em: <http://aps.bvs.br/aps/qual o tratamento nutricional indicado para pessoas com insuficiencia renal cronica>. Acesso em 20 out 2018.

17. Sociedade Brasileira de Nutrição Parenteral e Enteral e Associação Brasileira de Nutrologia. Terapia Nutricional para Pacientes na Fase Não-Dialítica da Doença Renal Crônica. In: MEDICINA, A. M. B. E. C. F. D. *Projeto Diretrizes*. Brasília: Conselho Federal de Medicina, 2011:415-24. ISBN 978-85-89073-10-3.

18. Sociedade Brasileira de Nutrição Parenteral e Enteral e Associação Brasileira de Nutrologia. Terapia Nutricional no Paciente com Insuficiência Renal Crônica em Diálise Peritoneal. In: MEDICINA, A. M. B. E. C. F. D. *Projeto Diretrizes*. Brasília: Conselho Federal de Medicina, 2011:285-94.

19. Mitch WE, Klahr S. *Manual de Nutrologia, Dietologia e Doenças Renais*. São Paulo: Tecmedd, 2008.

20. Baptista G. Diagnóstico diferencial entre doença celíaca e sensibilidade ao glúten não-celíaca: uma revisão. *International Journal of Nutrology*, jan/abr 2017; 10:46-57.

21. Najas MEC. *I Consenso Brasileiro de Nutrição e Disfagia em Idosos Hospitalizados*. Barueri: Manole, 2011. ISBN 978-85-7868-017-6.

22. Parrott J et al. Guidelines for the Surgical Weight Loss Patient 2016 Update: Micronutrients. *Surgery for Obesity and Related Diseases*, Maio 2017.

23. Garvey WT et al. Guidelines for comprehensive medical care of patients with obesity. *AACE Journals*, 22, Julho 2016:1-203.

24. Mechanick JI et al. Clinical Practice Guidelines for the Perioperative Nutritional, Metabolic and Nonsurgical Support of the Bariatric Surgery Patient. *Surgery for Obesity and Related Diseases*, 9 março 2013:159-91.

25. Mechanick I et al. Guidelines for clinical practice for the perioperative nutritional, metabolic and nonsurgical support of the bariatric surgery patient. *Obesity*, 17 abril 2009. Disponível em: <www.obesityjournal.org>.

26. Ferreira N et al. Manejo da neutropenia febril em pacientes adultos oncológicos: revisão integrativa de literatura. *Revista Brasileira de Enfermagem*, nov-dez 2017:1371-8.

27. Drehmer et al. Manejo nutricional de pacientes com síndrome do intestino curto. *Rev Bras Nutr Clin*, 2007; 22:174-80.

28. Sociedade Brasileira de Nutrição Parenteral e Enteral e Associação Brasileira de Nutrologia. Terapia Nutricional na Síndrome do Intestino Curto – Insuficiência/Falência Intestinal. In: MEDICINA, A. M. B. E. C. F. D. *Projeto Diretrizes*. Brasília: Conselho Federal de Medicina, 2011:183-99.

29. Calixto-Lima L, Gonzalez MC. *Nutrição Clínica no Dia a Dia*. Rio de Janeiro: Rubio, 2013. ISBN 978-85-64956-31-5.

30. Aguilar-Nascimento ED et al. Diretriz ACERTO de intervenções nutricionais no perioperatório em cirurgia geral eletiva. *Rev Col Bras Cir*, 2017; 44:633-48.